露易丝·海"内心的力量"自助系列

INNER WISDOM

冥想

MEDITATIONS for the 的

HEART AND SOUL 力量

[美]露易丝·海 著　　孟瑶 译

中国宇航出版社

·北京·

著作权合同登记号：图字：01-2023-6207号

图书在版编目（ＣＩＰ）数据

冥想的力量 / （美）露易丝・海著　；孟瑶译. -- 北京：中国宇航出版社，2024.6
书名原文：Inner Wisdom：Meditations for the Heart and Soul
　　ISBN 978-7-5159-2326-0

　　Ⅰ．①冥… Ⅱ．①露… ②孟… Ⅲ．①心理保健－基本知识 Ⅳ．①R161.1

中国国家版本馆CIP数据核字(2023)第256889号

策划编辑	田芳卿	**封面设计**	高　瓦
责任编辑	吴媛媛	**责任校对**	卢　册

出　版 发　行	**中国宇航出版社**		
社　址	北京市阜成路8号	邮　编	100830
	（010）68768548		
网　址	www.caphbook.com		
经　销	新华书店		
发行部	（010）68767386	（010）68371900
	（010）68767382	（010）88100613（传真）
零售店	读者服务部		
	（010）68371105		
承　印	北京中科印刷有限公司		
版　次	2024 年 6 月第 1 版	2024年 6 月第 1 次印刷
规　格	710×1000	开　本	1/16
印　张	7	字　数	56 千字
书　号	ISBN 978-7-5159-2326-0		
定　价	29.00 元		

本书如有印装质量问题，可与发行部联系调换

《冥想的力量》

英文版读者评论

[选自亚马逊网站]

这是我最喜欢的励志书之一。这是很多年前有人作为礼物送给我的，直到今天我还会把它作为礼物送给别人。我每天早上也会和我的孩子一起读一页。这真是一本可爱的书。

这本书是朋友送给我的，在收到这本书的几个小时内，我就从网站上又订购了几本，作为礼物送给朋友们。这本书非常精彩，令人振奋，充满了积极的肯定，你可以阅读和学习。下面是来自本书的一个小例子："在我努力调整自己的时候，情况可能会在好转之前变得更糟。即便如此也没关系，因为我知道这只是整个过程的开始。这是在解决过去的问题，我只需随之继续下去即可。那些我该学习的东西是需要花时间和精力习得的。我不急于求成，缺乏耐心其实是对学习的抗拒。我让自己一步一步慢慢来。渐渐地，一切会变得越来越容易。"如果你买了这本书，我想你不会失望的。

我很喜欢这本书，这本书真的令人震惊！露易丝·海是一个了不起的人，她帮助很多人改变了生活，我就是其中之一。能读到这本书，我很满足。

这本书太棒了！以积极的心态开始和结束你的一天是一个很好的方式。我非常喜欢露易丝·海，以及她在所有书籍中提供的知识和支持。她的每一本书都令人振奋，让每个人都重获新生！这本书可以在一天中的任何时候阅读，但它更适合在每天早上和晚上随意打开一页来阅读，以良好的思维和愉快的想法结束一天！这是很棒的一本书！

这是我很喜欢的一本书。我把它作为礼物送给了家人和朋友。露易丝·海建议我们随意打开这本书的一页，当我们这样做的时候，无论我们的意识在那一刻需要什么，都会得到认可，这是令人惊讶的。我从这本书中学到了很多，非常感谢露易丝·海与我们分享她的知识和灵感。

每一个努力成为最好的自己的人，都能从露易丝·海这本书里获得真正的灵感来源。这本书充满了肯定，你可以使用并学会如何重建自己。

这本书中美好而简单的日常肯定，给我带来了很多正面的影响。

这本书教会我们用冥想治愈生活、治愈身体，这些理念汇聚在一起，让我们的生活更美好。

致读者

每个人的内心深处都有一个智慧中心，它远比我们所意识到的更深邃，更伟大。本书中的冥想，旨在帮助我们与那个智慧中心联结，以提升我们对生活的理解。如果我们愿意开放自己，接受新的想法和思考模式，那么生活将会变得更加美好。我唯一的目标就是不断地去理解生活及其运作方式，并随之成长。那么，我们需要知道什么，相信什么，说什么，做什么，才能让我们的生活尽可能顺遂呢？

每个人都具备与智慧源泉相连的能力。我们所寻求的宁静就在那里，这就是内在的知识，正是它在艰难的日子里给予我们力量。如果我们能纵观生活的全貌，也能意识到生活中那些烦冗琐事是多么微不足道，我们就能真切地明白那句话："别再为小事抓狂，小事永远只是小事。"

每当我们说"我不知道"，就意味着关闭了通往无限智慧源泉的大门。所有问题的答案，早已在我们心中，我们知道过去、现在和未来。世上有天赋异禀之人，既然有人具备这些天赋，那就意味着我们都拥有这种潜质，我们都有潜力去认识、发现和理解更多，从而看到生命的全貌。

我们开始一天的生活时，会为这一天将要发生的事以及我们做出的反应预设基调。你可以这样使用这本书：早上第一件事，就是翻开本书的任意一页，这一页的冥想内容，便是当天最适合你的信息。同时，我也喜欢以积极的想法来结束每一天，这样晚上我会做个好梦，早上醒来也会更加清醒。

　　请记住，在无穷无尽的生命中，一切都是完美的、圆满的、完整的……你也如此！

露易丝·海

目录

翻 开 任 意 一 页
这 一 页 的 冥 想 内 容
便 是 当 天 最 适 合 你 的 信 息

做一个积极的人

　　我知道我与所有的生命是一体的。无限智慧充盈在我的周围。

　　因此，我完全信任宇宙，相信它会用所有积极的方式给予我支持。生命创造了我，我来到这个星球，我所有的需求都会得到满足。我所需要的一切都已为我准备好了。无论我选择相信什么、想什么或说什么，宇宙总是对我说"好的"。我不会把时间浪费在消极的想法或事情上。我选择以最积极的方式看待自己和生活。因此，我对一切机遇与丰饶说"好的"；对所有的美好说"好的"。

　　我是一个积极的人，生活在一个积极的世界里，并得到宇宙积极的回应，这令我无比愉悦。

以真理与和平为中心

无论我身在何处，那里只存在无限的善、无限的智慧、无限的和谐与爱。没有另外的可能；没有二元对立；没有解决不了的问题；没有无答案的问题。现在，我选择超越问题本身，寻求非凡的解决方案，以解决我生活在和谐氛围中可能出现的任何不和谐。我愿意从这种看似不和谐和困惑中学习和成长。我放下所有的责备，转向内心，寻求真相。

我为自己和我生命中的每一个人宣布：我选择和平、安全、和谐、爱自己并愿意爱他人。我以真理为中心，并生活在快乐之中。

全方位治愈自己

　　这是一个充满共情和治愈的时刻。我进入内心，与知道如何治愈的那部分自我联系起来。我知道我正在治愈自己。在这段时间里，我发现自己拥有强大的治愈能力，我的能力惊人。我愿意进入新的层次，在所有可能的层面上真正地治愈自己。我就是灵性本身，因此，我能够帮助自己，也能够帮助这个世界。

接受自己的全部

　　全然地接受自己，是治愈自己并体会到圆满最重要的部分。我接受自己做得好的时候和做得不太好的时候；害怕的时候和付出爱的时候；非常愚蠢的时候和十分聪明的时候；丢脸的时候和成功的时候。这些都是我的一部分。我的大多数问题都源于拒绝自己的某些部分，不能无条件地爱自己。

　　回顾我的人生，我不感到惭愧。我把自己的过去看作人生丰富且充实的一部分。没有那些过往，也就不会有今天的我。

　　当我全然地接受自己，我就会变得完整并得到治愈。

让自己光芒四射

　　我看向内心深处，找到了那小小的彩色光点，那色彩是如此美丽。它是我爱与治愈能量的中心。我看着那光点开始搏动、扩大，逐渐充满我的内心。我让它游走于我的身体，从头顶到脚尖，再到手指尖。我的全身散发着美丽斑斓的光，那是我爱与治愈的能量。我对自己说：每呼吸一次，我就会变得更健康。我感到那光在净化我身体上的疾病。

　　我让这光从身上发散出来，辐射到这世上我所爱的地方。

每只治疗我的手都是治愈之手

我是一个珍贵的存在，被宇宙所爱。当我增加对自己的爱时，宇宙也会反映出这一点，给予我更多的爱。我知道宇宙的力量无处不在，它存在于每个人，每个地方，以及一切事物。这种爱和治愈的力量也流动于医疗专业人士当中，并存在于每只治疗我的手中。

在我的治疗之路上，我只会吸引那些妙手仁心的医生。我的出现会帮助每位医者发挥出他们灵性的、治愈的品质。为我治疗的医生和护士们惊讶于自己所发挥出的能量。

为健康迈出下一步

当我确认要为健康迈出下一步时，我知道这将是一个起点，为我指引新的道路。我对自己的潜意识说："我会对自己负责，我可以做出选择并改变现状。"如果我不断重复这个肯定句，那么，我要么能够放下所有纠结，把这句话变为现实；要么它会为我开辟一条新的道路。

我可能会进行一次明智的头脑风暴，或者在某个朋友打电话问我是否要试一下新的治疗方法时，我将得到引导，走向下一步，这将有助于我的康复。

家是宁静的港湾

　　我的家是我内心的映射，所以我决定进行"大扫除"。我清理自己的衣橱和冰箱，把长期不穿的衣服都拿去卖掉或送人，除旧布新。我处理它们的同时对自己说：我在清理我内心的衣橱。我也这样清理自己的冰箱，将堆积已久的食品和残羹剩饭统统处理掉。

　　我知道如果一个人的衣橱和冰箱很乱，那他的头脑也是一样的。因此，我把自己的家收拾得美好而宜居。

收入不断增加

增加收入最快的方法就是先从我的想法入手，抱怨是没有用的，我可以调整自己对于富足的定义。我拥有宇宙精神银行账户，在其中我可以存入积极的肯定，并相信我值得拥有财富。我可以肯定我的收入在不断增加，我在生活的各个方面都很富足。

我发现这让我很容易就能成功。

我总是受到最好的保护

　　有时，当我的生活过得非常顺利时，我会感到焦虑，担心有不好的事情发生，把这一切美好都带走。我知道焦虑是一种恐惧和对自己的不信任，所以我将它看作自己习惯性的沮丧，感谢它，然后放手。当我感到害怕时，我的肾上腺素就会上升，以保护我免受伤害。我对恐惧说：我知道你想帮助我，十分感谢。然后，我对这个恐惧做出肯定。

　　我承认并感谢恐惧，但不会去在意它。

我有无尽的潜力

我身处无限的生命之中，我知道我与那创造我的力量是一体的，我很高兴。这力量爱它所有的创造物，包括我。我是宇宙心爱的孩子，它也赋予了我一切。我是这个星球上最高的生命形式，并且被赋予未来所有经历中所需要的一切。我的心总是与那唯一的无限心灵相连，因此，所有的知识和智慧对我来说都是触手可及的。我为自己不受任何局限而感到高兴，我知道在我面前，每一个领域都有无限的可能性。

我完全信任那唯一力量，我知道在我的世界里一切都很好。

在每个当下，全然爱自己

爱是最好用的橡皮擦。爱可以抹去最深的印记，因为爱比任何东西都更为深刻。如果我有童年阴影，并总是说：都是他们的错。那么我便无法改变，作茧自缚。所以，我经常做"镜子练习"。我看着镜子里的自己，告诉自己身体和灵魂的每一个部分，我爱它。每天早上醒来和晚上睡觉前，我都这样做。

我爱自己美妙灵魂的全部。

我就是最完美的自己

　　我的一切不多不少，刚刚好。我不需要向任何人或通过任何事来证明自己。我有过很多身份，每一个都是当时最完美的表达。我很满足于做自己。我不想成为别人的样子，因为现在的我就是我选择表达自己的方式。而下一个阶段，我又将不同。此刻，我就是完美的自己，具备该有的一切。我与所有的生命是一体的，无须为了变得更好而挣扎。我所要做的就是每天都更爱自己，把自己当作一个深深被爱的人来对待。

　　我认识到自己的完美以及生命的完美，我内心愉悦。

每天我都愿意学习新东西

回想我的学生时代，如果我和我的朋友们能够学会如何思考，如何爱自己，如何建立良好的人际关系，如何成为明智的父母，如何处理金钱，以及如何保持健康，该有多好。我不能改变过去，但今天，我可以选择学习所有这些知识，甚至更多。

每天，我通过学习新知识来丰富自己的生活，然后再把我学会的知识教给别人。

让生活不再需要这种状况

我创造习惯和模式是因为它们在某种程度上会为我服务。我也许并不总能意识到这些习惯和模式，但当我开始审视内心时，就会发现它们。比如，我经常制造消极情绪，因为在生活的某些方面，我不知该如何应对。我需要问自己：我为什么感到难过？我在生谁的气？我试图逃避什么？这怎么能拯救我？如果我还没有准备好摒弃这些习惯和模式，我做什么都没用，根本行不通。

但是，如果我准备好了，令人惊讶的是，即便是最小的事情都能帮助我放手。

为自己创造全新且美好的信念

以下是我在一段时间里为自己创造的信念，对我十分奏效：

我总是安全的。

我需要知道的一切都已为我揭示。

我需要的一切都以完美的时空顺序出现在我面前。

生活是快乐的，且充满了爱。我总是很健康，并感到圆满。

无论我到哪里，都会成功。

我愿意改变和成长。

在我的世界里一切都好。

我足够优秀

如果我内心的想法是：我不可能拥有那些东西，因为我还不够好。这时我会告诉自己：我愿意放弃这种想法；我不必再相信这些；我不需要挣扎。这样想并不难，只需改变自己的想法即可。我本就应当享受生命。我肯定，我现在愿意敞开胸怀，迎接身边无处不在的富足与成功。此时此刻，我默默地告诉自己：我本就应该拥有成功。我值得一切美好。

我在意识中完成了这样的宣告，现在它在我的人生体验中显现。如此而已。

爱永不枯竭

这个世界充满了爱，我的内心也充满了爱，只是有时候我忘记了这一点，认为爱是不够的，稀少的。因此，我要么把已经拥有的囤积起来，要么害怕放手。我不敢轻易付出我的爱，但后来我意识到，我越是让更多的爱从我身上散发出来，我内心的爱就越多，而我得到的爱也越多。爱是无尽的、永恒的。爱是最强大的治愈力量。没有爱，我便无法生存。

爱能治愈，所以我毫不吝惜地付出和接受爱。

我的事业十分成功

在智慧的指引下，我的事业繁荣、发展和成长。我现在不再严格控制现金流，因为适当的资金流动，可以实现繁荣。我有很多东西可以使用、备用和分享。现金流支付了我的账单，给我带来我需要的一切，甚至更多。我在舒适、安逸和美丽中生活和工作。我内心平静而安全。我怀着喜悦和感激的心情看着我所在的公司不断发展和繁荣，远远超出了我的预期。

我用爱祝福这项事业。

创造人人都能关爱彼此的世界

　　我的梦想是为创造一个人人都能关爱彼此的世界贡献我的力量，在那里所有人都可以安全地关爱彼此，在那里我可以被爱，被全然接纳。我意识到，当我爱自己的时候，我不会伤害自己，也不会伤害别人。我摒弃对某些群体的偏见和观念。当我意识到我们每个人都是如此美丽，我便找到了世界和平的答案。在这样的世界里我们可以放心地关爱彼此。

　　每天，我的点滴善行会帮助创造一个这样的世界。

超越所有局限

过往所有的经历都是我人生的垫脚石，包括那些所谓的错误。我爱自己所有的错误和过失，它们对我很有价值，教会了我很多东西，这是我学习的方式。我愿意不再为曾经的错误而自我惩罚。

相反，我爱这个乐于学习和成长的自己。

我能轻松地做出改变

在我努力调整自己的时候，情况可能会在好转之前变得更糟。即便如此也没关系，因为我知道这只是整个过程的开始。这是在解决过去的问题，我只需随之继续下去即可。那些我该学习的东西是需要花时间和精力习得的。我不急于求成，缺乏耐心其实是对学习的抗拒。

我让自己一步一步慢慢来。渐渐地，一切会变得越来越容易。

看到了不起的自己

我选择从我的头脑和生活中消除所有消极的、破坏性的、可怕的想法和思维。我不再去听那些有害的想法或参与这样的对话。今天，没有人能够伤害我，因为我拒绝相信我会被伤害。无论是怎样的情况，我都拒绝沉溺于不良的情绪中。我超越任何试图让我感到生气或害怕的事情。破坏性的思想对我不起作用。我完全可以胜任我需要做的任何事情。

我只会看到了不起的自己。

今年，我为积极改变做好了思想准备

我知道，除非我从内在做出改变，并愿意做一些思想工作，否则"外在"的一切都不会改变。我唯一需要改变的只是想法，一个想法。所以，今年，我想到了我能为自己做的所有积极的事情。我只考虑积极的想法。每天醒来就确定我想要什么。我对任何不想要的、消极的想法会说"出去"。我感恩生命中所有的美好。

通过这种方式，我做的思想工作可以产生积极的变化。

想法可以改变

　　曾经有很多次我拒绝以积极的心态看待别人，以这个逻辑来说，我也可以拒绝以消极的想法看待自己。人们常说：我无法停止这个想法。但是，我可以。我必须下定决心：这就是我要做的。如果我想做出改变，我其实不必和自己的想法做斗争。当消极的声音出现时，我会说：谢谢你的参与。我不会让消极的想法说了算，但也不否认它的存在。我的意思是：好吧，就这样，谢谢你的参与，但我有其他选择。我不想再相信那个声音，我想创造另一种思维方式。

　　我不与自己的思想斗争。在承认它们存在的同时，我会超越它们。

与所有生命相连

　　我是灵性、光、能量、振动、颜色和爱。我比自己想象的要强大得多。我与这个星球上的每一个人以及所有的生命都是相连的。我是健康的、圆满的；我所生活的社会让我感到安全；我可以做自己，并关爱别人。我为自己和所有人持有这个愿景，因为这是一个治愈的时代，一个重归圆满的时代。

　　我是这个整体的一部分。我与所有的生命是一体的。

倾听身体发出的信号

在这个瞬息万变的世界里，我选择在各个方面都保持灵活。我愿意改变自己的信念来改善生活质量和自己的世界。我的身体爱我，并且会与我交流，我在倾听它传达的信息，我愿意去领会其中的深意。我会注意并做出必要的调整。我在每个层面提供我身体之所需，让它回到最佳的健康状态。

我召唤我的内在力量，这力量随时待命。

现在，创造自己的未来

　　无论我有过怎样的童年，最好的还是最糟的，现在的我可以主宰自己的人生。我可以把时间浪费在责备我儿时糟糕的环境上，但这只会让我陷入受害者的模式。它从来没有给我带来我想要的美好。我现在的想法将创造我的未来。它可以创造一个消极、痛苦的人生，也可以创造一个无限快乐的人生。

　　现在，我选择美好的未来。

为人生开启新的大门

在我面前有一条连续的走廊，每扇门都会开启一种新的体验。当我不断向前走，我看到自己打开了各种各样的门，开启了我想要的美好经历。我相信我内心的向导正以最适合我的方式引导我，我的灵性在不断成长。无论哪扇门打开，哪扇门关闭，我总是安全的。我看到自己打开不同的大门，那些大门通往快乐、和平、治愈、成功、爱、理解、同情、宽恕、自由、自我价值和自尊。

这一切都呈现在我眼前。

我乐于让人们做自己

我无法强迫别人改变，但我可以给他们提供一个积极的心理氛围。如果他们愿意，便有可能做出改变，但我不能代替或强迫别人这样做。每个来找我的人都是为了解决自己的问题，如果我替他们解决了问题，他们就会重蹈覆辙，因为他们并没有弄清楚该怎么做来解决自己的问题。我所能做的就是给予我的爱，让他们做自己。

我知道真理一直在他们心中，只要他们愿意，任何时候都可以做出改变。

和孩子们开诚布公地交流

　　我和孩子们保持着畅通的沟通，尤其是在他们十几岁的时候。我知道，当孩子们开始谈论一些事情时，他们经常会一遍又一遍地被告知：不许这么说；不许那么做；不许有那种感觉；不许那样；不能这样表达。不，不，不！结果，孩子们停止了交流。为了避免这些问题，我倾听孩子们的思想和看法，并通过妥善的方式来处理比较棘手的状况。

　　我和我的孩子们建立了很好的关系。

我的世界很安全

当我感到不安或恐惧时，作为一种自我保护模式，我的体重就很容易上升。我承认，在这些时候，我的生活中发生了某些事情，让我感到不安全。我与肥胖抗争 20 年，但仍然很胖，因为我没有处理潜在的原因。如果我超重了，我会把体重问题放在一边，先解决另一个问题：我需要保护，我没有安全感。然而，我知道当自己体重上升时，不必生气，因为我的细胞会对我的心理模式做出反应。当我不再需要保护，或者当我开始感到安全时，脂肪就会自己消失。

今天，我所想的内容，会帮助我塑造明天的新形象。

我值得被爱

我不必争取被爱，正如我不必争取呼吸的权利一样。我有呼吸的权利，因为我存在。我有被爱的权利，因为我存在。我也值得自己的爱。我不允许社会上的消极看法或常见的偏见让我觉得自己不够好。事实上，我是可爱的人。我知道这一点并接受这一点。我发现，人们现在把我当作一个可爱的人来对待。

放下所有负罪感

　　过去，我生活在沉重的负罪感中，因为我曾经操控过别人，就像自己曾经被人操控那样。我知道自己错了，我做得很不好，我一直在道歉，而且不会原谅自己过去做过的事。但现在我知道内疚解决不了任何问题。如果我过去做了什么让自己感到惭愧的事，我以后便再也不那么做。如果可以的话，我会补偿对方。如果我做不到，我也不再重复这种行为。我知道负罪感会让自己寻求惩罚，而惩罚会带来痛苦。所以，我原谅自己，也原谅别人。

　　我走出了自我禁锢的牢笼。

保持内在平静

因为我保持内在的平静，所以我的外部世界也很平静。别人的矛盾与混乱，丝毫不会影响我，因为我宣布自己是平静的。宇宙是一种伟大的秩序与平静，我将其反映在我生命中的每一刻。恒星和行星不需要担心或恐惧，仍然可以维持它们的运行轨道，既然如此，混乱的思想也不会影响我平静的生活。

我选择平静地表达，因为我就是平静。

选择积极的语言和思维

如果我知道自己所说的话拥有何等的力量，我就会注意自己的言语。我会不断地说积极肯定的话。无论我说什么，也不管我相信什么，世界总是对我说"好的"。如果我认为自己微不足道，生活永远不会太好，我永远不会得到任何想要的东西，而世界也会这样回应我。

在我开始改变的那一刻，在我愿意为我的生活带来美好的那一刻，世界会以同样的方式回应。

我是纯粹的灵性

　　我向自己内心看去，看到自己纯粹的灵性、纯粹的光和纯粹的能量。那些局限的想法一个接一个地消失，直到我感到安全，得到治愈，重归圆满。我知道，无论生活中发生了什么，无论事情有多困难，内心深处，我是安全的、圆满的，我是闪耀的灵魂，美丽的光。有时，我来到这个世界，隐匿了这光，但它从不曾消失。当我放开局限，并认识到我生命存在的美，我就会光芒四射。

　　我是能量。我是闪烁的爱的灵魂。我让这光闪耀。

无论何时，我都具备足够的能力

我表扬自己，告诉自己：我很棒。我不去责备自己。当我尝试做某件事时，我不会给自己泼冷水，嫌弃自己不够专业，因为这是第一次做这件事。我正学着如何去做，然后才会知道怎样做能成功，怎样做会失败。下次，当我尝试自己没做过的事情时，我会对自己很有耐心。我不跟自己说哪里出了问题，而是告诉自己什么是对的。我表扬自己，让自己振作起来，这样下次再做同样的事情时，我就会感觉很好。

每一次我都会进步，不断进步，我很快就会掌握这些新技能。

收到美好的礼物

我学着接纳心意而非交换。如果某个朋友送我礼物或者请我吃饭，我会接受，但不会急于回礼。我会满怀欣喜地接受对方的心意，我也许不会回赠礼物给这位朋友，而是送给其他朋友。在我收到一份自己用不了或者不想要的礼物时，我也会满怀欣喜地接受这份礼物，然后，将它转赠有需要的人。

喜欢做自己

　　我想不会遭到任何人批评的人生，该有多么愉快，多么轻松和舒适。每天早上一起床，我就知道自己将度过美好的一天，因为每个人都会爱我，没有人会对我评头论足或让我感到沮丧，我会感觉很好。我现在意识到我可以把这份感觉送给自己，我会让自己的生活成为最美妙的经历。

　　我会在早晨醒来时就爱自己，赞美自己，并告诉自己："我喜欢做自己！"

所有的人际关系都被爱包围

　　我用爱包围我的同胞，不论他们在世还是已经离世，其中包括我的朋友、我的家人、我爱的人、我的配偶，我在职场结识的所有人，我过去认识的每个人，所有我想原谅但不知如何原谅的人。我肯定我和每个人之间都有着美好与和谐的关系，彼此都相互尊重和关心。我可以有尊严、平静、快乐地活着。我让这爱的圆圈包围整个星球，并敞开心扉，这样我就可以在内心创造一个空间，那里充满无条件的爱。

　　我值得被爱；我是美丽的；我很强大；我向一切美好的事物敞开心扉。

自由且平静

今天的我是全新的。我放松，将所有的压力都释放出来。任何人、任何地方、任何事都不能激怒我。我很平静。我是自由的，我所生活的世界，是我的爱和我对一切事物理解的显现。我不与任何事对抗。相反，我支持一切能提高我生活质量的事。我用语言和思想来塑造自己的未来。

我经常表达感恩之情，并寻找值得感恩的事情。我很放松。我平静地生活着。

在爱中呼吸，生活轻松自在

　　我是在拓展自己还是在封闭自己？如果我拓展我的思想、我的信念、我的一切，爱就会自由流动。当我封闭自己时，我会筑起高墙，把自己关起来。如果我感到害怕或者受到威胁，或者觉得有些事情不对劲儿，我就会深呼吸。呼吸让我敞开心扉，挺直脊柱，挺起胸膛，给了我心脏扩张的空间。通过练习呼吸，我放下障碍，开始敞开心扉。这是一个起点。

　　我没有陷入彻底的恐慌，而是深呼吸，并问自己：我是想拓展，还是想封闭？

释放所有负能量

不论消极的信念在我的潜意识里存在了多久，现在，我肯定我已经摆脱了它们。我肯定，我愿意释放意识中那些制造消极条件的原因和思维模式；我肯定，我愿意释放对任何消极情况和条件的需求。我知道它们消失了，不见了，融入虚无之中。

那些旧垃圾再也无法影响我，我自由了！

轻松地放下过去，并信任生命的进程

我把过去痛苦的回忆拒之门外。我关上这山门，挡住陈旧的伤害和自以为是的不谅解。我选择过去的一件我很难原谅或正视的事，它曾带给我痛苦和伤害，我问自己：我还要抓着这些不放多久？我还要被那些尘封已久的事折磨多久？现在，我看到眼前有一条小溪，我把这些过去痛苦、伤害和不宽恕的经历，统统放进小溪里，看着它们开始溶解，顺流而下，直到完全消失。

其实，我有能力放手。

我值得拥有快乐

　　我本就应该生活在快乐和接纳的氛围中。我每天都会肯定自己，告诉自己我真的值得拥有美好，我愿意超越父母一代，走出童年时期的局限。我看着镜子中的自己说：我值得拥有一切美好，我应该拥有成功，我值得拥有快乐、拥有爱。

　　我张开双臂，对自己说：我的心是开放的，是乐于接纳的。我很棒，我选择接纳。

充满积极的想法

改变消极的念头——这样做的力量十分强大。一种很有效的方法是，用自己的声音录制一盘磁带。我把自己的肯定句都录下来，然后播放，这么做对我十分奏效。如果我想要更有效的磁带，我会让母亲来录制。我想象着在母亲的声音中入睡，她会说我有多棒，她有多么爱我、多么为我感到骄傲。她相信，只要是我想要的，我都能做到。

爱是动力

我放下内心深处所有的痛苦和怨恨。我确认，我愿意无条件地原谅每一个人。如果有个人曾在我生命中的某个阶段以某种方式伤害过我，那么，我现在用爱祝福那个人，并从此释怀。我知道没有人能从我这里夺走属于我的东西。属于我的，总会回到我身边，如果没有，那就说明它本不应该属于我。我平静地接受这个想法。

消除怨恨是非常重要的。我相信自己，我很安全。爱是我的动力。

我身处正确的地方

　　我需要的一切都会以完美的时空顺序呈现在我面前。就像所有的恒星和行星都在它们完美的轨道上，按照秩序运行一样，我也是如此。我有限的人类大脑可能无法理解所发生的一切；然而，我知道，在宇宙的层面上，我身处正确的地点，在正确的时间，做着正确的事情。我选择积极的想法。

　　当下的体验是通往全新觉知和更高荣耀的垫脚石。

每天都心存感恩

我感谢世界上所有美好的事物：美丽的水仙花、美味的食物、电脑以及其他让我的生活更为便捷的科技奇迹、我的好朋友、我可爱的家、我养眼的车、我可爱的宠物、我聪明的头脑、我健康的身体，所有这一切！

我经常向宇宙表达感恩之情，因为我知道它倾听且欣赏我的想法。我永远心怀感恩。

宽恕所有人，包括自己

当我不能体会当下，而是带着痛苦和愤怒对过去不肯放手时，我就是在浪费今天。如果我长时间沉浸在痛苦和怨恨中，那是因为我没有原谅自己，而非别人。如果我抓着过去的伤痛不放，此时，我就是在惩罚自己。我不想再被自以为是的怨恨所禁锢。

我决定选择快乐，而非永远正确。我原谅自己，不再惩罚自己。

热爱自己的工作

　　我的工作就是表达生命。拥有这份工作我感到高兴。我感谢每一次机会，通过我来呈现智慧的力量。每次挑战都代表着一次机遇，来自生活、来自雇主，我会静下心来，向内寻求答案，等待解决方案填满我的脑海。我怀着喜悦的心情接受这些启示。我知道我出色地完成了工作，理应得到该有的回报。这是份令人愉快的工作，我得到了丰厚的报酬。

　　在这灵性进阶的过程中，我的同事以及所有人，都是支持我的、有爱心的、快乐的、热情的、有力量的工作者，我们用爱祝福彼此。

我的生命中没有"应该"这个词

我将"应该"这个词从我的字典中删除了，因为这个词会像牢笼一般囚禁我。每当我使用这个词时，我不是在指责自己，觉得自己不够好，就是在指责别人。从现在起，我用"可以"代替"应该"。"可以"让我感到自己有选择的余地，而这代表着自由。我需要意识到，我生命中的每件事都是通过选择而完成的。

没有什么事是我必须去做的，我永远都有选择。

平静地入睡

睡眠是结束一天，进入自我恢复的时间。我的身体会自我修复，变得焕然一新。我的思想进入梦境，一天的问题都得到了解决。我为新的一天做好准备。当我进入睡眠状态时，我会带着积极的想法，这些想法会创造美好的、崭新的一天以及未来。所以，如果我心中还有任何愤怒或责备，我会放手；如果有任何怨恨或恐惧，我会放手；如果有任何嫉妒或怒气，我会放手；如果有任何内疚或惩罚的想法萦绕在我的脑海里，我会将它们放下。

当我渐渐入睡时，我的身心平静。

健康且能量满满

　　我知道并确认自己的身体是一个友善的居所。我尊重我的身体，并且善待它。我以优质的食物来滋养它，并积极锻炼。我对我的身体给予积极的肯定，并经常表达自己对它的爱。我与宇宙能量相联结，并让这能量贯通全身。我拥有美妙的能量。

　　我光彩熠熠，充满生机，活力满满！

任何问题都有解决的办法

　　我所制造的每一个问题，都有解决的办法。我不受自己思维的限制，因为我与所有智慧和知识相连。我从内心充满爱的地方出发，我知道爱能打开所有的门。有种力量，随时待命，帮助我迎接并克服生活中所有的挑战和危机。我知道，无论是怎样的问题，在世界的某个地方，都曾被解决。因此，我知道我的问题同样可以解决。

　　我让爱包围自己，在我的世界里一切都好。

无限灵性恒常存在

太阳的光芒永远照耀着我们，即便被乌云遮盖，也从不曾熄灭，阳光一直在闪耀。地球会转动，太阳会"下山"，但太阳从不曾停止发光。无限力量和无限灵性也是如此，恒常不变。它一直都在，给予我光明。

消极的想法犹如乌云，掩盖了它，但这灵性，这力量，这治愈的能量，永远与我同在。

生命之旅无边无际，穿越永恒

生命没有边际，一切都是完美的、圆满的、完整的。生命的循环也是完美的、圆满的、完整的。人生有开始的时候，有成长的时候，有存在的时候，有衰败或疲惫的时候，也有离开的时候，它们都是生命完美的组成部分。这是正常的、自然的，即使有时我会感到难过，但我接受这种循环和节奏。有的循环走到一半，便戛然而止，让我感到震惊和恐惧。有的人太早离世，或者有些东西被摧毁。然而，我知道生活是不断变化的，它没有起点也没有终点，有的只是物质和体验无止息地循环和再循环。

生活永远不会停滞、静止或变得陈腐，因为每一刻都是新鲜的。每一个阶段的结束都是一个全新的开始。

选择积极的念头

念头犹如水滴，不断重复一个念头，水滴就会聚少成多。一开始可能是个小水坑，然后成为池塘，如果我继续这个念头，则终将汇聚成湖海。

如果我的念头是消极的，我就会被淹没在消极的海洋中；如果是积极的，我就能漂浮在生命的海洋之上。

在正确的时间来到这里

　　我行走在无尽的永恒之旅中，我在这个阶段度过的时间，不过是稍纵即逝的瞬间。我来到这个世界上学习，继续我的灵性成长，增强自己爱的能力。何时来，何时走，并没有所谓正确与错误的时间。人生的电影不停地上演着，我从中途加入，又从中途离开。当我的任务完成时，便是该走的时候。我来到这里，学着更爱自己，并把这份爱与身边所有的人分享。

　　我学会在更深的层面上敞开心扉。当我离开时，唯一带走的是爱的能力。

我爱我为自己创造的一切

我爱并接受自己本来的样子。无论在哪里，我都支持自己，相信自己。我把手放在胸口，感受那份爱。我知道我具备足够的胸襟来接受此时此地的自己。我接受我的身体、我的体重、我的身高、我的外表和我的经历。我接受我为自己创造的一切，包括过去和现在。我静候我的未来。我是伟大的生命表达者，我应该得到最好的。我现在接受这个事实。

我接受奇迹；我愿意得到治愈；我接受圆满。最重要的是，我接受自己。我是宝贵的，我珍惜我自己。

此刻，我爱并接纳自己

　　我爱此刻的自己，不必等到自己瘦下来、找到新工作、找到爱人或其他什么。此时此刻就是我的当下状态，我只能从当下开始爱自己。无条件的爱意味着没有期望和条件。这是我选择爱自己的方式：接受当下的自己。

我与所有人都是一体的

我不相信力量有善恶之分。我认为有一种无限的精神，让一些人有机会以各种方式使用他们所获得的智慧和工具。当我说"他们"的时候，实际上是在说我自己，因为我与所有人都是一体的。我所在的地方就是改变伊始的地方。"都是恶魔在作祟"这么说有些草率。与其说"都是他们的错"，不如承认其实一直是自己的选择。

感知最真实的自己

我表达了真实存在的内在美和力量，我的智慧和对灵性的理解得到了提升。神圣的秩序永远存在于我的经历中，无论我选择做什么，都有足够的时间去做。我在与他人的交往中表达智慧、理解和爱，我的话语得到智慧的指引。我通过自己的工作、写作和演讲表达灵性的创造能量。

那些有趣且令人振奋的想法在我的意识中流动，我遵循接收到的想法，并将它们充分表达出来。

独一无二的自己

　　我不同于我的父亲、母亲或者亲戚，我不同于学校的老师，也不受早期训练的限制。我就是我。我是特别的，独一无二的，有自己的天赋和能力。没有人做事会跟我一模一样，因此不必竞争，也不必比较。我值得拥有自己的爱和自我接纳。

　　我是一个了不起的人，我是自由的。我承认这是我自己新的真理。

天生的赢家

当我学会爱自己，就会变得强大。我对自己的爱让我从受害者变成了赢家。我对自己的爱让我有了许多美妙的经历，因为自我感觉良好的人天生具有吸引力，他们散发着美妙的气场，总能在生活中成为赢家。

我现在愿意学着爱自己。我也是赢家。

尽情表达自己

　　我真的很幸运。我有绝佳的机会做我自己，表达真实的自我。我就是宇宙之美和愉悦的表达者，同时我也收获了它们。诚实和正义包围着我，我知道正确的行动正在进行中，无论结果如何，对我和每个相关人员来说都是完美的。我很棒。我为自己的存在而高兴。我接受它，并顺其自然。

　　我知道这美好的世界现在一切都好。

相信自己的内在智慧

有一种智慧，无处不在，无所不在。这种智慧存在于我的内心，存在于我所寻找的一切之中。当我迷失或者失去一些东西时，我不会说：我走错地方了，我找不到路了。我知道，在内在智慧中，什么都不会丢失。

我完全相信我内在的智慧会指引我走向正确的道路。

我是和谐圆满的一部分

　　每一个非凡的想法，都通过心灵以和谐的方式表达出来。我所做的一切都基于一个真理：我存在的真理和生命的真理。非凡的想法每时每刻都在指引着我，让我在正确的时间说正确的话，在任何时候都遵循正确的行动方针。我是这个和谐整体的一部分，每个人都是如此。当人们快乐地在一起工作，并以充实和高效的方式相互支持和鼓励时，就会产生一种能量混合。

　　我健康，快乐，有爱心，愉悦，尊重和支持他人，高效，与自己和他人和平相处。

用爱祝福我的家庭

不是每个人都拥有像我这样特殊的家庭，也不像我的家人那样有额外的机会敞开心扉。我不受他人眼光或社会偏见的限制。我远不止于此。我有一个源于爱的家庭，我自豪地接受每一个独特的成员。我很特别，我值得被爱。我爱并接受这个美好家庭的每个成员，他们也同样爱我、喜欢我。

我很安全。在我的世界里，一切都好。

改变和成长

　　我愿意学习新事物，因为我知道我并非无所不知。当旧观念不再适用于我时，我愿意摒弃它们。我愿意审视自己的情况，然后说：我不想再这样做了。我知道我可以成为更好的自己，并不是成为更好的人，因为那意味着我现在不够好，但我可以成为更好的自己。

　　成长和改变是令人兴奋的，即使我不得不审视自己内心的痛苦，我也愿意去做。

跟随自己的内在智慧

　　我的内在智慧知道所有的答案。有时，这是可怕的，因为我内心的答案可能与我的朋友或家人希望我做的完全不同。然而，我内心知道什么对我而言是正确的，如果我遵循这种内在的智慧，我就能与自己和平相处。我支持我为自己做出正确的选择。当我有疑问时，我问自己：这是否来自内心的爱？这个决定对我来说是出于爱吗？这是否适合现在的我？我在一天、一周或一个月后做出的决定，可能不再是正确的选择，但我可以改变它。

　　我每时每刻都在问：这适合我吗？我回答道：我爱我自己，我正在做正确的选择。

这个世界就是人间天堂

在这个新的千年里，我看到了一个有灵性的群体，他们共同分享与成长，并将他们的能量传播到世界上，每个人都可以自由地追求自己的个人目标。我帮助创造的世界，滋养灵性成长是最重要的事，也是我们每个人的工作。无论我选择什么领域，都有充足的时间和机会进行创造性表达。

在金钱方面我不会有过多的顾虑，我所需要的一切都将通过内在的力量来获得。教育是一个记住我已经知道的东西，并将其带入意识的过程。这里没有贫困，没有犯罪，也没有欺骗。未来的世界从现在开始，就在这里，从我们所有人开始。